AF401124

Dr H. ROCHER

Des Métastases

du Goître

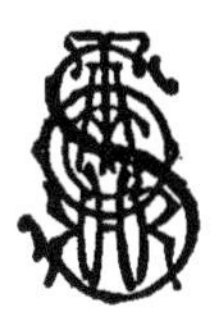

A. STORCK & Cie, IMPRIMEURS-ÉDITEURS
—❖ LYON ❖—
PARIS, 16, rue de Condé, près l'Odéon
—
1903

Dr H. ROCHER

Des Métastases

du Goitre

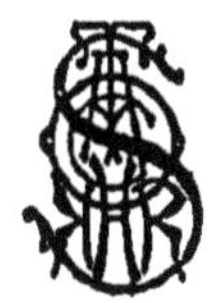

A. STORCK & Cⁱᵉ, IMPRIMEURS-ÉDITEURS

—⁂ LYON ⁂—

PARIS, 16, rue de Condé, près l'Odéon

—

1903

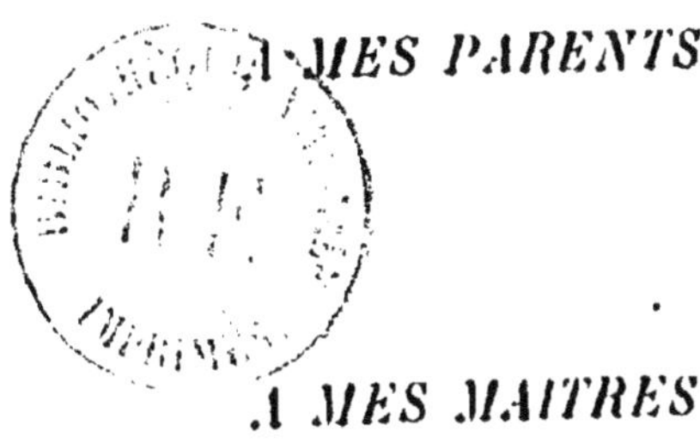

A MES PARENTS

A MES MAITRES

A MES AMIS

INTRODUCTION

Avant d'aborder le sujet de notre thèse, qu'il nous soit permis d'adresser à M. le professeur Jaboulay l'expression de notre plus profonde gratitude pour le grand honneur qu'il nous fait en acceptant la présidence de notre thèse.

Nous n'oublierons jamais quel plaisir nous avions à suivre ses savantes leçons, ni l'affabilité avec laquelle il accueille tous ceux qui l'approchent.

Que M. le Dr Patel, chef de clinique chirurgicale, soit assuré de notre vive reconnaissance pour les conseils qu'il nous a donnés dans l'élaboration de notre travail et l'intérêt qu'il a porté à notre sujet dont il a eu le premier l'initiative.

Nous adressons nos sincères remerciements à M. le Dr Gayet, ex-chef de clinique chirurgicale, qui nous a apporté son précieux concours dans une partie délicate de notre thèse.

Enfin nous ne saurions oublier le sympathique et dévoué interne M. Cavaillon qui a facilité nos recherches dans une certaine mesure.

Nous avons divisé notre étude en deux grands chapitres :

Dans le premier, après un court aperçu sur la formation de la métastase en général, nous résumons l'étude de la métastase dans les tumeurs malignes thyroïdiennes, nous inspirant largement de la thèse remarquable de M. Carrel-Billard sur cette question.

Dans le second chapitre, à la suite d'un certain nombre d'observations, nous essayons de démontrer qu'il existe des tumeurs thyroïdiennes dont l'allure clinique et l'examen histologique ne révèlent rien de suspect, et qui font des métastases dont la malignité, elle, est le plus souvent indiscutable.

Nous résumons enfin quelques opinions et quelques essais de traitement.

I. — De la formation de la métastase en général.

A un moment donné de leur évolution, quelquefois d'une façon précoce, quelquefois au contraire très tardivement, les tumeurs malignes laissent échapper dans les vaisseaux quelques cellules malades qui vont se greffer sur différents points de l'organisme pour y former des foyers secondaires qui évolueront comme la tumeur primitive. On donne le nom de métastase à cette généralisation.

Le transport des éléments cancéreux se fait par diverses voies, voie veineuse, voie lymphatique, voie artérielle, mais c'est la voie veineuse qui est la plus fréquente et la plus rapide. Souvent aussi, dans toute région où sont déposées des cellules épithéliales, les chances d'infection sont doubles (voie veineuse, voie lymphatique). Les épithéliomas du tube digestif, par exemple, s'y généralisent par la voie veineuse et par la voie lymphatique. Par les veines sus-hépatiques, ils atteignent le poumon et de là se répandent dans l'économie tout entière. Par les lymphatiques ils infiltrent les ganglions mésentériques, prévertébraux, médiastiniques et l'infection peut atteindre les troncs lymphatiques d'une certaine importance.

Mais il n'est même pas nécessaire, comme le font remarquer MM. Cornil et Ranvier, que la propagation se fasse de ganglion à ganglion et qu'elle suive ainsi le courant de la lymphe. Immédiatement au voisinage du ganglion, l'épithélioma rencontre des veines périganglionnaires dont les réseaux se relient directement au système veineux de la grande circulation.

Bien plus, il n'est pas toujours besoin d'attendre l'envahissement ganglionnaire pour affirmer qu'une tumeur est ou non en voie de généralisation. Cela est surtout vrai pour les épithéliomas. En quelque endroit qu'on les observe, cancroïdes de la peau, du col de l'utérus ou de la langue, on constate la fréquence de l'envahissement des capillaires et des veines. Quant aux ganglions ils peuvent être inappréciables et la tumeur déjà disséminée par la voie veineuse dans l'organisme.

La généralisation cancéreuse se fait aussi par les artères mais elle est plus difficile à saisir. « Elle est cependant fréquemment réalisée, disent MM. Cornil et Ranvier, puisque après avoir franchi le poumon, les cellules sont lancées en divers points de l'économie où elles vont former des colonies nouvelles. Le point d'arrivée échappe souvent à l'examen le plus minutieux. Les cellules embolisées sont en effet peu nombreuses, et ne s'arrêtent que dans les artérioles les plus fines, sinon dans les capillaires dont les parois sont bientôt détruites. »

La formation des métastases est plus ou moins rapide. Toute veine, en particulier, dont la lumière est occupée par des bourgeons cancéreux peut être obstruée sur une certaine longueur et désormais la mobilisation des cellules est irréalisable.

Toutefois, il ne faut pas exagérer la résistance des veines au processus. Les bourgeons épithéliaux, dans certains cas, adhèrent d'une façon très minime aux parois veineuses et on les en détache avec une extrême facilité.

Le prolongement veineux de la tumeur pourrait, semble-t-il, se développer indéfiniment puisqu'il ne rencontre aucune résistance du côté de la paroi veineuse et que la voie est libre devant lui.

Semblable disposition se rencontre rarement dans les épithéliomas parce que les cellules ont entre elles peu de cohésion. Elles se dissocient facilement. On l'observe plus souvent dans les adénomes qui sont des tumeurs plus cohérentes. On la voit surtout dans les sarcomes où les cellules sont étroitement unies entre elles.

Comme à travers les vaisseaux artériels et veineux, les cellules issues des tumeurs cheminent le long des vaisseaux lymphatiques sans prendre greffe ni adhérence, mais cette règle a des exceptions, par exemple, les lymphangites pulmonaires consécutives aux nodules cancéreux de la plèvre, les lymphangites décrites sur l'estomac et l'intestin.

Devenues libres, les cellules détachées de la tumeur primitive envahissent le tissu ou l'organe suivant un mécanisme semblable à celui qui préside au développement de la tumeur originelle et se comportent au niveau des tissus environnants comme la tumeur primitive elle-même.

Tel est, brièvement esquissé, le mode de formation de la métastase en général. Nous avons jugé ce court aperçu indispensable avant d'aborder ce qui est le but de notre travail : l'étude de la métastase dans les tumeurs thyroïdiennes.

II. — De la métastase dans les tumeurs thyroïdiennes.

Comme les autres organes, le corps thyroïde peut être envahi par des tumeurs qui à leur tour laisseront échapper quelques cellules pour former dans les différents points de l'économie des noyaux métastatiques.

Dans le premier chapitre, nous aurons en vue les métastases des tumeurs malignes thyroïdiennes, en prenant pour type la métastase du goitre cancéreux.

ÉTIOLOGIE ET LOCALISATION DE CES MÉTASTASES

On ignore la cause déterminante de ces métastases. Seules, les causes prédisposantes sont connues. Les métastases se déposent avec préférence dans certains organes. Les ganglions du cou, du médiastin ou de l'aisselle, les poumons, les os, le foie, les muscles, la peau, sont le siège de ces tumeurs secondaires. Mais si l'on s'en rapporte aux nombreuses statistiques faites à ce sujet, on voit que ce sont les ganglions qui sont le plus souvent envahis, puis par ordre décroissant, les poumons, le squelette, le foie, les reins, très exceptionnellement les muscles, la peau, le cerveau, le cœur, etc.

M. Carrel-Billard dans sa thèse mémorable sur le goitre cancéreux donne des statistiques d'auteurs que nous ne faisons que reproduire.

Hinstirtoisser dans les 5 observations recueillies au Wiener Pathologisches Institut a trouvé 29 fois les ganglions du cou, 23 fois les ganglions rétro-sternaux, médiastinaux et bronchiques, 2 fois les ganglions rétro-péritonéaux et 1 fois seulement les glanglions axillaires. Quant aux autres organes, il existait 29 fois des noyaux métastatiques dans le poumon, 10 fois dans le squelette, 4 fois dans la substance cérébrale, 4 fois dans le foie, 3 fois dans les reins, 1 fois dans le cœur.

Von Straaten qui a examiné 71 cas de métastase donne la statistique suivante :

Ganglions	44 fois
Poumons	41 —
Os	20 —
Foie	8 —
Reins	4 —
Substance cérébrale	4 —
Cœur	2 —
Péricarde	2 —
Plèvres	1 —
Glande sublinguale	1 —

En somme les ganglions, les poumons et le squelette sont les organes de prédilection des métastases d'origine thyroïdienne.

Les métastases lymphatiques bien que fréquentes peuvent manquer au point que certains auteurs ont écrit que le cancer du corps thyroïde ne s'accompagnait jamais d'engorgement ganglionnaire. C'est que souvent, au début surtout, les ganglions sont difficilement perceptibles. Parfois aussi, les ganglions accolés forment une seule masse avec la tumeur principale dont il est ainsi difficile de les séparer par le toucher, ou bien encore le malade succombe à une affection intercurrente avant que le néoplasme ait eu le temps de se généraliser.

D'autre part, nous avons déjà expliqué que la voie veineuse était de beaucoup la plus rapide, dans le transport des éléments détachés des tumeurs. Un cancer peut donner des métastases dans les poumons ou dans les os et épargner complètement les ganglions. Voilà pourquoi Jæger dans 15 cas de métastases thyroïdiennes trouve une seule fois les ganglions envahis et Von Straaten 11 fois seulement sur 71 cas de métastases.

Les localisations secondaires dans le poumon s'observent souvent. Les observations recueillies par M. Carrel-Billard relatent cette généralisation. « Souvent, dit-il dans sa thèse, les métastases s'installent dans le poumon d'une manière insidieuse, mais peuvent aussi s'accompagner de symptômes caractéristiques. Un individu, atteint de goître suspect, présente un jour des troubles pulmonaires tels que toux fréquente, dyspnée plus vive et surtout crachats sanglants.

« On examine le poumon sans obtenir habituellement de renseignements précis. En même temps se produit une élévation de température que M. Poncet a constatée souvent et que Bircher considère comme le signe d'une généralisation viscérale. Les noyaux de la plèvre provoquent une pleurésie avec liquide hématique. »

Les os sont fréquemment le siège de noyaux métastatiques. Certains auteurs, Jæger en particulier, considèrent même les métastases osseuses comme la complication le

plus souvent observée du cancer thyroïdien. Neumann, Metzner, Von Straaten, ont publié de nombreuses observations
de ce genre. Elles peuvent se développer dans toutes les
régions du squelette, os du crâne, os du nez, os des membres,
atlas, axis, colonne vertébrale, sternum, etc. Elles ont
l'aspect et la consistance de tumeurs vascularisées, qui les
font ressembler à des ostéo-sarcomes. Elles deviennent
parfois pulsatiles comme chez une malade opérée par M. le
professeur Jaboulay, comme il s'en trouve également un
cas dans la thèse allemande de Metzner.

L'évolution de ces métastases osseuses est assez lente et
d'une bénignité relative. Elles finissent par produire des
fractures spontanées qui accélèrent la marche de la généralisation.

Nombreux sont les cas de fractures consécutives à ces
localisations osseuses. Martin Durr (*Bulletin Société anatomique*, 1894), a fait l'autopsie d'une femme qui avait suc-
combé à la généralisation d'un épithélioma du corps thyroïde et il a observé au niveau de la partie moyenne de
l'humérus gauche une fracture occupant une étendue de
4 à 5 centimètres. Quelque temps avant sa mort la malade
s'était fracturée dans son lit l'humérus droit, à 3 centimètres de la tête articulaire. L'autopsie et l'examen histologique démontrèrent qu'on avait affaire au niveau des points
fracturés à des métastases de la tumeur du corps thyroïde.

Ces fractures spontanées ne sont pas rares. Elles se con-
solident quelquefois assez vite, mais les tumeurs osseuses
qui les provoquent sont d'une ablation assez dangereuse.
Ce sont, avons-nous dit, des tumeurs vasculaires, quelquefois pulsatiles. Cramer fit le diagnostic d'anévrisme de
l'aorte pour une tumeur goitreuse. La vascularisation de ces

métastases est quelquefois telle que les essais d'extirpation donnent des hémorragies redoutables qui obligent le chirurgien à des interventions incomplètes ou causent des accidents sérieux.

Les métastases osseuses ont une évolution assez lente, mais après extirpation elles récidivent. Elles sont influencées ordinairement d'une façon défavorable par les opérations sur la tumeur primitive. Mais quelquefois aussi elles diminuent de volume, témoin le cas de M. le professeur Jaboulay qui à la suite d'une exothyropexie vit une tumeur pulsatile secondaire s'affaisser et entrer en régression.

Les métastases dans le foie sont exceptionnelles. Elles évoluent d'une façon très insidieuse et on ne les retrouve guère qu'à l'autopsie. On a cependant pu constater quelquefois les signes du cancer secondaire du foie.

Il est très rare de rencontrer des tumeurs secondaires dans la substance cérébrale. Dans les quelques cas publiés, les malades présentaient les signes des tumeurs cérébrales, comme par exemple dans l'observation de Mayor que M. Carrel-Billard cite dans sa thèse.

Les généralisations cardiaques sont aussi rares et les symptômes qu'elles présentent sont peu caractéristiques.

Dans le rein, les métastases évoluent comme un cancer primitif de cet organe. Les symptômes sont par conséquent ceux du cancer, tuméfaction, douleurs continues, troubles de l'urine, hématuries.

Les métastases sous-cutanées sont aussi exceptionnelles que les précédentes. M. Carrel en donne quelques observations dans sa thèse. Il cite notamment le cas très curieux présenté par M. Bard. Il s'agit d'une malade qui présenta une éruption de tumeurs sous-cutanées dans la paroi abdominale. La plus volumineuse, de la grosseur d'un œuf de poule, siégeait au niveau de l'arcade crurale. Au voisinage de l'ombilic, il en existait trois autres ; d'autres plus petites siégeaient un peu plus bas. Pas de ganglions. Ces tumeurs étaient de coloration violette et l'examen histologique montra qu'il s'agissait de tumeurs embryonnaires du type thyroïdien.

La thèse de Gruié renferme d'ailleurs plusieurs observations semblables.

Les localisations de la peau se produisent aussi dans le système lymphatique sous la forme de lymphangite réticulaire néoplasique. M. Carrel auquel nous sommes obligés de faire de fréquents emprunts, cite le cas d'un malade de 37 ans, qui présenta au niveau des plis inguinaux une plaque violacée et indurée de la peau, qui était indolore. Cette plaques s'étendit vers le tronc et les cuisses, limitée par un bourrelet très net du côté de la peau saine. Le malade était en même temps atteint d'un volumineux cancer du corps thyroïde.

Parmi les généralisations exceptionnelles nous mentionnerons l'observation de M. Pic, qui se trouve résumée dans la thèse de M. Carrel. C'est peut-être le seul exemple qu'on connaisse. Chez une femme de 62 ans, atteinte d'une tumeur suspecte du corps thyroïde, se développa une tumeur secondaire dans les muscles jumeaux et soléaires.

L'autopsie démontra qu'il s'agissait d'une métastase goitreuse greffée dans les muscles postérieurs de la jambe.

PATHOGÉNIE DE CES MÉTASTASES

Nous avons vu dans notre premier chapitre sur la métastase en général dans les tumeurs malignes, quel rôle important jouait la circulation veineuse et la voie lymphatique dans le transport au loin des éléments des tumeurs. Nulle part peut-être, il n'existe de conditions aussi favorables à ce transport que dans le corps thyroïde. C'est en effet un organe éminemment vasculaire dont les vaisseaux sanguins et lymphatiques sont renfermés dans une capsule qui les comprime fortement. Les bourgeons cancéreux comprimés également par cette enveloppe fibreuse périglandulaire, effondrent la paroi des vaisseaux et se désagrègent au contact des courants sanguins et lymphatiques qui les entraînent en différents points de l'organisme.

Ces conditions mécaniques suffisent à expliquer la migration des cellules cancéreuses, qui par leur nature même, formées de tissu embryonnaire et réunies par un léger stroma, se désagrègent avec la plus grande facilité. L'envahissement fréquent des vaisseaux thyroïdiens par les bourgeons néoplasiques ne permet plus de douter que là est la véritable origine des métastases du cancer thyroïdien.

La généralisation précoce et fréquente aux ganglions s'explique par la richesse de la glande thyroïde en lymphatiques, le réseau que forment ces derniers et qui les réunit aux ganglions cervicaux.

La vascularisation et la structure même des poumons rendent compte de la prédilection des métastases pour ces organes. Il existe une solidarité étroite entre la circulation veineuse thyroïdienne et la broncho-pulmonaire. « Le groupe

des veines thyroïdiennes profondes (Bérard) naît des veines
communicantes inférieures et de la face postérieure des
lobes, descend le long de la trachée et s'anastomose avec les
veines de cet organe ; ces veines sont toutes avalvulées et
établissent une large communication entre la circulation thyroïdienne et les origines des veines bronchiques.
Les cellules cancéreuses peuvent suivre cette voie et comme
elles trouvent dans le poumon un terrain très vasculaire et
comparable, à ce point de vue, à la thyroïde, elles s'y fixent
et s'y multiplient. »

La vascularisation extrême du tissu spongieux explique
aussi la prédilection des métastases pour des os comme
le fémur, le sternum, ou les os du crâne et de la colonne
vertébrale.

Il est plus difficile, sinon impossible, de dire pourquoi
certaines tumeurs donnent des métastases précoces, pourquoi d'autres tumeurs de même nature ne se généralisent que
tardivement, pourquoi enfin un certain nombre évoluent
sans jamais s'accompagner de localisation à distance.

STRUCTURE DE CES MÉTASTASES

M. Carrel dans son ouvrage auquel nous avons souvent
recours à propos de l'étude de ces métastases des tumeurs
malignes thyroïdiennes, a fait un chapitre sur la structure
de ces métastases que nous ne ferons que reproduire.

Les ganglions sont atteints dans l'ordre suivant : ganglions carotidiens et sus-claviculaires, les ganglions médiastinaux, bronchiques rétro-péritonéaux et parfois ganglions
axillaires. Ils forment le plus souvent des masses accolées

à la tumeur dont il est difficile de les séparer par le toucher.

Les localisations dans le poumon occupent la surface ou la profondeur de l'organe. « Elles forment, dit M. Carrel, un véritable semis sur la plèvre, dont les deux feuillets peuvent être écartés l'un de l'autre par un épanchement hématique. » Ce sont de petits noyaux de coloration blanchâtre, de forme arrondie généralement, du volume d'un pois ou d'une noix. Leur nombre varie, depuis deux ou trois dans un lobe pulmonaire jusqu'à trente, quarante et même davantage.

Ils se développent parfois aux environs d'un vaisseau, ulcèrent la paroi des bronches et provoquent des hémoptysies.

Nous avons décrit l'aspect des métastases osseuses, tumeurs vasculaires et parfois pulsatiles qui les ont fait confondre avec des ostéosarcomes ou des anévrismes.

Les généralisations dans le foie, les reins, la substance cérébrale, la rate, le pancréas, les muscles, la peau ne méritent pas, au point de vue macroscopique, de description spéciale.

ÉTUDE HISTOLOGIQUE

Les noyaux métastatiques reproduisent la structure du corps thyroïde normal, en partie ou en totalité. La tumeur primitive s'écarte en général davantage de la structure de la glande thyroïdienne que ses métastases. Aussi cette autre appellation de goîtres métastatiques paraît assez juste à ces localisations secondaires, véritables glandes thyroïdes accessoires. A l'examen microscopique, on aperçoit des follicules, vésicules tapissées d'un épithélium cubique ou légèrement aplati, contenant une substance gélatineuse d'apparence colloïde, colorée en jaune orangé par le picro-carmin. Parfois, ce sont de véritables vésicules saines, parfois aussi, des vésicules agrandies qui ne sont plus tapissées par de petites cellules, mais au contraire par de grosses cellules, pourvues de gros noyaux nucléés dont quelques-uns se trouvent au sein même de la vésicule. Dans l'intervalle de ces vésicules, on voit des amas de cellules qu'on pourrait comparer à des cellules d'alvéoles cancéreuses dont le stroma serait un tissu hyalin infiltré de substance colloïde de couleur jaune orangé, rappelant le cancer du corps thyroïde.

ROLE DE CES MÉTASTASES

Si ces métastases ont, en général, la structure de la glande thyroïde, il est naturel de penser qu'elles peuvent en avoir les propriétés.

En effet, depuis longtemps déjà, on a remarqué que des malades atteints de tumeur du corps thyroïde n'accusaient aucun trouble de la fonction thyroïdienne, bien que cependant les éléments sécréteurs aient complètement disparu. Ewald, dans ses recherches sur des noyaux métastasiques des poumons et des ganglions bronchiques chez un individu mort d'adéno-carcinome de la thyroïde, a trouvé des quantités très appréciables d'iode, tandis que la tumeur primitive n'en contenait pas. Dans le cancer thyroïdien avec métastases, quand le myxœdème n'apparaît pas, c'est donc que les métastases sécrètent comme de véritables glandes secondaires des produits qui, versés dans la circulation, empêchent l'apparition des signes de l'hypothyroïdation. Bo-vitsch, Metzner, Schmidt apportent des observations à l'appui de cette opinion. Sievenkinh rapporte le cas très curieux d'un homme de 42 ans, atteint de dégénérescence sarcomateuse de la glande thyroïde, avec sarcomatose généralisée, qui ne présentait aucun phénomène de cachexie thyréoprive, bien que la glande fût détruite presque entièrement ; « elle était suppléée, sans doute, dit M. Carrel qui cite l'observation dans sa thèse, par les noyaux secondaires du foie, des reins, de l'épiploon, de l'intestin grêle et du rectum, qui se comportaient comme les greffes expérimentales thyroïdiennes chez les animaux ».

Plus curieuse encore est l'observation de von Eiselsberg qui, ayant enlevé à une femme une tumeur du corps thyroïde, vit apparaître les premiers symptômes de l'hypothyroïdation. Ces accidents disparurent, après le développement d'une tumeur dans le sternum. Von Eiselsberg enleva cette seconde tumeur et aussitôt réapparurent les signes de la cachexie strumiprive qui, cette fois, fut définitive.

L'analogie des métastases thyroïdiennes avec la glande thyroïde normale n'est cependant pas complète. Les produits de sécrétion des métastases cancéreuses se rapprochent de la substance normale sécrétée par la glande thyroïde, mais ce sont des produits sécrétés par des tumeurs secondaires, malignes le plus souvent, par conséquent des produits plus ou moins dégénérés. Aussi bien, les symptômes de cachexie thyréoprive sont-ils dus autant à une sécrétion viciée qu'à un défaut même de substance sécrétoire.

En résumé, les métastases thyroïdiennes possèdent les propriétés de la glande thyroïde. Ce sont autant de petites glandes thyroïdes plus ou moins normales.

GOITRES BÉNINS FORMANT DES MÉTASTASES

Nous avons considéré jusqu'ici les métastases comme des tumeurs de généralisation de tumeurs malignes et nous les avons étudiées en prenant pour type la métastase du goître cancéreux.

Cependant, depuis quelques années, un certain nombre d'observations très curieuses ont paru, qui semblent apporter un jour nouveau sur la question des métastases des tumeurs thyroïdiennes. Chez des malades atteints de goître depuis un grand nombre d'années, on a vu se généraliser dans leurs divers organes, de préférence dans les os et dans les poumons, des tumeurs dont l'examen histologique a montré la structure de tumeurs thyroïdiennes malignes secondaires alors que le goître n'avait subi aucune modification. Chez d'autres malades, on a assisté à une véritable irruption de tumeurs à structure thyroïdienne sans que rien ait appelé l'attention du côté de la glande thyroïde.

Ces observations très curieuses sont peu nombreuses, il est vrai, mais elles reposent sur des faits si précis, que nous ne pouvons nous empêcher de les signaler.

M. Honsell a rassemblé la plupart d'entre elles, nous y ajoutons celles que nous avons pu recueillir nous-même.

OBSERVATIONS

OBSERVATION I
(Service de M. le professeur JABOULAY).

Goître bénin avec métastase thyroïdienne maligne dans le rebord orbitaire (angle interne) de l'os frontal gauche.

Marie G..., soixante-cinq ans, couturière, entre à l'hôpital, service de M. le professeur Jaboulay, le 13 octobre 1902.

Antécédents héréditaires. — Père et mère morts âgés. Trois frères ou sœurs morts en bas âge.

Antécédents personnels. — Pas d'affection antérieure. Aucun signe de tuberculose. Un accident il y a trois ans.

Début de l'affection actuelle il y a quatre mois. La malade, qui exerce la profession de couturière, n'a plus pu continuer son travail. Elle ne pouvait plus fixer son regard sur son ouvrage.

Quelques jours après, la région sourcilière et l'angle interne de l'œil gauche se tuméfièrent. Cette tuméfaction était intermittente ; à certains moments, elle augmentait de volume. L'œil n'est pas très projeté en avant ; la région palpébrale du côté gauche est soulevée. La tuméfaction s'étend vers la racine du nez. La paupière fait parfaitement son occlusion. La queue du sourcil est abaissée.

La pression est douloureuse, surtout au niveau de la paroi supéro-interne de l'orbite. La paroi du sinus frontal est comme projetée en avant.

La fente palpébrale est peu modifiée. La musculature externe de l'œil fonctionne normalement. La pupille réagit à la lumière. La vision est conservée, mais la malade ne peut pas fixer les objets.

Pas de diplopie. Pas d'anesthésie dans le domaine du sus-orbitaire, du sous-orbitaire, pas d'anesthésie cornéenne.

Depuis six jours, la malade a eu quelques épistaxis. Auparavant elle mouchait du sang. Pas d'écoulement purulent par les narines.

Adénite sous-maxillaire à droite, sus-claviculaire. Dents mauvaises.

Au cou, tuméfaction très ancienne de la glande thyroïde qui n'a pas augmenté ces derniers temps. Depuis deux ans, le cou aurait plutôt diminué de volume. Rien au cœur. Aucun symptôme de compression cérébrale. Épiphora.

En résumé, la marche de cette tumeur de la paroi s éro-interne de l'orbite a été rapide, douloureuse, envahissante. De gros vaisseaux la recouvrent. Elle est pulsatile, extensible, animée d'un mouvement de projection en avant, synchrone au pouls.

Deux hémorragies nasales consécutives ont nécessité le tamponnement des fosses nasales.

Une intervention s'impose.

Intervention. — M. le professeur Jaboulay fait une incision courbe, parallèle au sourcil qui le conduit sur la tumeur, sous les téguments. La tumeur est enlevée et à sa place existe une perforation du frontal au travers de laquelle se perçoivent les méninges et les battements propagés du cerveau. C'étaient eux qui donnaient à la tumeur ses pulsations antéro-postérieures avant son ablation. Les bords de la perforation furent agrandis pour enlever le tissu suspect et un tamponnement placé dans la plaie opératoire. Celle-ci évolua normalement ; les tampons furent peu à peu retirés ; il ne reste aujourd'hui qu'une perforation large comme une pièce de 50 centimes ; l'œil est redevenu à peu près parallèle à l'œil droit.

La glande thyroïde est hypertrophiée, mais sans signes physiques ni fonctionnels de malignité. Elle a ce volume depuis *trente ans* ; elle est uniformément dure, non douloureuse, mobile à la déglutition, sans douleur spontanée ou provoquée, sans, surtout, ces fameuses douleurs occipitales qui sont caractéristiques de la dégénérescence d'un vieux goître.

Cette glande malaxée, triturée, un nombre incalculable de fois depuis deux mois, depuis l'époque où l'on connaît les résultats de l'examen histologique, n'a pas varié dans ses caractères physiques.

On peut donc dire qu'elle est *cliniquement bénigne.*

Examen histologique (fait par M. G. GAYET). — Le fragment qui a été remis à M. G. Gayet a été pris en pleine tumeur, celle-ci étant friable et ayant été dilacérée par les manœuvres opératoires. Après fixation au sublimé, durcissement aux alcools, inclusion à la paraffine, M. Gayet a fait des coupes au microtome et les a colorées à l'hématoxyline-éosine et au picrocarmin.

A un faible grossissement, on note que les coupes présentent une structure uniforme dans toutes leurs parties, sans capsule ni noyau différenciés. Il s'agit d'un tissu lacuneux aréolaire ; les aréoles sont plus ou moins grandes, les unes vides, les autres remplies d'une substance amorphe, légèrement teintée par l'éosine. En quelques points, on trouve des hémorragies.

A un plus fort grossissement (Leitz, obj. 4, — ocul. 4) on distingue le revêtement épithélial de ces alvéoles sous forme d'une rangée de cellules cubiques à noyaux fortement colorés et disposés régulièrement.

Dans l'intérieur, la substance colloïde, plus ou moins rétractée remplit imparfaitement la cavité. Par son côté externe, l'épithélium est en rapport avec un tissu conjonctif lâche. Mais à côté de ces vésicules qui sont évidemment des vésicules de tissu thyroïdien d'aspect à peu près normal, on trouve des points de la tumeur où le tissu est plein ou traversé seulement d'étroites lumières ; ces boyaux pleins sont bourrés de cellules épithéliales du même type que celles qui revêtent les vésicules, mais leur accumulation sur plusieurs rangs et leur désordre donnent à ces points de la coupe un aspect de malignité évidente. Par endroits même, il n'y a plus de boyaux, mais une masse de cellules sans aucune tendance à une orientation quelconque.

Ces caractères sont encore plus évidents avec un fort grossissement (obj. 7); on voit dans les points de dégénérescence maligne, les cellules s'accumuler en amas irréguliers, devenir plus petites et présenter des noyaux vivement colorés, irréguliers.

En somme, il s'agit d'une tumeur à type thyroïdien, dont certaines parties reproduisent exactement le tissu thyroïdien normal et dont certaines autres parties affectent les caractères d'un épithélioma d'une haute malignité.

État de la malade depuis l'opération (6 mars 1903). — L'état général de la malade reste bon. L'appétit est excellent, la digestion facile. Le goître reste stationnaire. La plaie du front consécutive à l'opération se ferme petit à petit, mais les maux de tête sont revenus. L'œil gauche malade est dans un état moins satisfaisant. Il y a de l'épiphora.

OBSERVATION II

HOXSELL (*Beitræge z. klin. Chirur.*, 1891).

Goître bénin du type gélatineux formant une métastase dans l'os frontal.

Marie D..., âgée de vingt ans, fut opérée dans sa treizième année, en 1898, d'un kyste à la tête. On n'a retrouvé aucun détail sur la tumeur et les opérations faites alors. Depuis cette époque environ, elle constata l'apparition d'une grosseur qui s'accrut sans cesse et rendit dès lors la respiration difficile.

Février 1896. — *Première entrée dans la clinique.* Chez cette jeune fille développée normalement à tout autre point de vue, on remarque à la partie antérieure droite du cou une tumeur mobile, remontant au moment de la déglutition, non fluctuante, qui d'après sa situation correspondait au lobe droit de la glande thyroïde ; on remarqua en outre, une légère augmentation du lobe gauche. Lors de l'opération on s'aperçut que nulle part le goître n'avait d'adhérences anormales avec les tissus voisins. Une partie de la glande, de la grosseur d'un œuf de poule et appartenant au lobe gauche, fut laissée ; le reste de l'organe fut enlevé. Cicatrisation normale. Dix jours après la malade sortait de la clinique.

Novembre 1898. — *Nouvelle entrée.* Le reste du goître n'a grossi dans l'intervalle que d'une façon insensible, sans provoquer aucune douleur ; par contre (pendant le dernier trimestre de l'avis de la malade) s'était formé sur le front à la base des cheveux, exactement à la place du premier kyste opéré, un renflement léger mais très perceptible.

Il est gros comme un œuf de pigeon, de consistance molle et il semble se continuer à l'intérieur de la boîte cranienne à travers une perforation de l'os de même dimension que lui-même. Il ne présente toutefois ni pulsation, ni avancement appréciable lors d'une toux ou d'une inclinaison de la tête.

Les bords de la cavité sont nettement palpables, irréguliers et à la partie antérieure, perpendiculaires à la surface du renflement. Au-dessus de la tumeur la peau présente une cicatrice linéaire ; à part cela, elle est normale.

Opération (décembre 1898). — Après avoir divisé la peau par une incision sagittale de 6 centimètres de long, on rencontre un tissu mou, d'un vert foncé, saignant fortement lorsqu'on le blesse et présentant une analogie frappante avec un goître colloïde. Ainsi qu'on l'a déjà établi cliniquement, à proximité de la grosseur, l'os cranien manque ; à l'extérieur, elle forme une capsule de tissu conjonctif solide et se continue dans le périoste voisin de l'os frontal ; à l'intérieur on n'a trouvé aucune limite de la tumeur bien que l'excision ait été poussée au-dessous de l'os frontal. Si l'on s'en rapporte à l'examen de la tumeur pratiqué immédiatement (Institut pathologique du professeur Baumgarten) il s'agit, en réalité, d'un tissu histo-

logiquement analogue à celui du goître colloïde, sans apparence
de malignité. S'en rapportant à cette dernière constatation et
devant l'absence de délimitation de la tumeur, on renonça à
une extirpation radicale ; suture des tissus. Guérison normale.

Préparation. — Le goître extirpé a à peu près la grosseur
du poing ; il est entouré de toutes parts par une capsule épaisse
d'un demi-centimètre ; la coupe transversale montre qu'il est
formé d'une série de nodosités de la grosseur d'une noix. Sa
structure histologique correspond complètement à celle d'un
goître colloïde. La masse principale de la tumeur est formée de
grands follicules colloïdes avec épithélium cubique ; à côté de
ceux-ci on rencontre, tantôt en grand nombre, tantôt en nombre
plus restreint, des follicules plus petits et enfin des îlots d'épithélium ovales et filiformes qui caractérisent les tissus d'une
grande vitalité.

On ne rencontre nulle part des tissus pouvant être considérés
comme carcinomateux.

La tumeur dans l'os frontal présente la même structure, de
sorte qu'au premier examen microscopique, le diagnostic pouvait conclure à une métastase. Les follicules présentent une
grande régularité de forme et de grosseur et tous jusqu'aux plus
petits sont remplis de matière colloïde ; les cordons épithéliaux y sont rares et se retrouvent surtout à la périphérie de la
tumeur ; il n'y a de différence avec la tumeur primitive qu'en
ce que le parenchyme de la métastase ne présente aucune
délimitation nette avec le tissu conjonctif ; il le pénètre au contraire d'une façon très irrégulière.

Si l'on s'en tient aux résultats de l'examen histologique de la
tumeur thyroïdienne et de la métastase et à toute l'allure clinique de la première *(croissance lente, manque d'adhérences
anormales avec les tissus voisins, grossissement insensible de
ce qui reste après son extirpation)* il ne peut être question
dans le cas qui nous occupe que d'un goître bénin formant une
métastase, bref du type du goître gélatineux.

La métastase, elle aussi, ne semble avoir grossi que très lentement puisque pendant plusieurs semaines d'observation, elle ne s'est accrue que d'une quantité à peine perceptible.

On n'a pas d'indication sur l'époque de son éclosion ; on peut toutefois admettre qu'il s'agit de la même tumeur opérée il y a sept ans, dont les restes dans le cours des ans, peut-être à la suite d'une longue période d'incubation, ont donné naissance à une nouvelle tumeur qui n'a été remarquée de la patiente que trois mois avant la deuxième opération.

OBSERVATION III

COHNHEIM. — *Archives de Virchow.*

Goitre gélatineux avec métastases.

Une femme âgée de trente-cinq ans entre dans un service de chirurgie fin octobre 1875. Depuis Pâques de la même année, cette femme se plaignait de ressentir une douleur sourde du côté de la fesse gauche. A sa réception à l'hôpital fin octobre on ne sentit rien ni extérieurement ni intérieurement et on ne découvrit aucune tumeur au niveau du bassin.

L'articulation du genou était tuméfiée et douloureuse à la pression. La fièvre qui était de 39°5 s'éleva de plus en plus jusqu'à ce qu'on eut évacué le liquide qui était dans l'articulation.

Au milieu de novembre la fièvre remonta et on constata à ce moment du côté de l'articulation sacro-iliaque gauche une légère fluctuation.

L'abcès formé fut incisé et le fond gratté à la curette.

Dans la suite, l'état de la malade s'aggrava. La malade maigrit de plus en plus et succomba le 9 novembre 1875 à la suite de ces arthrites suppurées du genou et de la symphyse sacro-iliaque gauche.

Autopsie. — A l'autopsie, le professeur Cohnheim rencontra des lésions viscérales très curieuses.

Poumons parsemés d'un grand nombre de noyaux mous, gros comme une tête d'épingle ou un pois, nettement délimités du tissu environnant.

Coloration variable, généralement gris blanchâtre; consistance gélatineuse. La masse entière était transparente. Les ganglions bronchiques hypertrophiés, de consistance analogue, présentaient la plus grande ressemblance avec le goître gélatineux.

Les deux lobes de la glande thyroïde étaient hypertrophiés, surtout le lobe gauche.

A droite la structure paraissait normale, tandis que le côté gauche offrait l'aspect typique du goître gélatineux.

La glande thyroïde ne présentait absolument rien d'anormal, ni adhérences avec les organes voisins, ni dilatation des vaisseaux, ni altération inflammatoire quelconque. Un examen très minutieux fit découvrir un petit noyau médian dont une portion pénétrait dans une des veinules qui se rendent dans la veine thyroïdienne inférieure.

Le corps des deuxième, troisième et quatrième vertèbres lombaires contenait des noyaux analogues, pareils à de la gelée de groseille; enfin un dernier noyau, gros comme une noix, existait dans le fémur droit; tout le reste du squelette était sain.

Examen microscopique. — La première coupe pratiquée dans un des noyaux des poumons montra l'image complète et typique du tissu de la glande thyroïde, c'est-à-dire de magnifiques follicules circulaires ou elliptiques entourés d'une couche unique d'épithélium cylindrique aplati et remplis d'une masse gélatineuse hyaline, colorée en jaune. La même structure se retrouva invariablement dans tous les organes lésés.

OBSERVATION IV (résumée).

Von Eiselsberg. — *Annales de la Société allemande de chirurgie.*

Goître bénin avec métastase au niveau du crâne.

Homme âgé de trente-sept ans *souffrant depuis l'âge de vingt ans* d'une importante tumeur goîtreuse. En quatre ans s'est développée, au niveau du crâne, sur la ligne médiane, entre les deux os pariétaux, une tumeur de la grosseur du poing.

Opération. — L'opération montre que la tumeur a perforé la boîte cranienne et qu'elle se continue avec la dure-mère. On s'éloigne de ce prolongement intra-cranien. On laisse un fragment de la dimension d'un thaler.

Quatre ans plus tard, à cet endroit, apparaissent quatre nouvelles tumeurs de la grosseur d'un œuf de pigeon.

Le goître est resté *presque stationnaire;* le patient ne souffre pas et peut travailler.

Diagnostic microscopique de la tumeur extirpée: Adénome typique de la glande thyroïde avec formation de substance colloïde.

OBSERVATION V (résumée).

Kraske. — (Même traité).

Goître bénin avec métastase cranienne.

Femme âgée de cinquante-trois ans, atteinte d'une tumeur du corps thyroïde. Seconde tumeur solide, indolente sur l'os frontal. D'après le dire de la malade, cette dernière s'est constituée dans l'espace de six semaines, à la suite d'un coup.

L'opération fit découvrir que la tumeur venait du diploé de l'os qu'elle avait perforé à l'extérieur comme à l'intérieur.

Extirpation en deux fois, à cause d'abondantes hémorragies. Après trois ans, aucune récidive. La tumeur goîtreuse reste stationnaire.

Examinée au microscope la tumeur du frontal se compose d'une structure analogue à celle de la glande thyroïde dont le volume est augmenté.

OBSERVATION VI (résumée)

RIEDEL. — (Même traité).

Goître bénin avec métastases.

Tumeur de la mâchoire inférieure chez une personne de quarante ans, soignée sept ans avant le commencement des douleurs. Trois ans après, extirpation incomplète par résection de la moitié de la mâchoire inférieure.

Pas de grossissement sensible de la glande thyroïde. L'examen fit découvrir une tumeur occupant le centre de l'os maxillaire inférieur et d'une structure que l'examen microscopique révéla semblable à celle de la glande thyroïde.

Dix ans seulement après l'opération, apparition d'une tuméfaction au niveau de la mâchoire (récidive).

OBSERVATION VII (résumée)

(FEURER. — *Festschrift für Kocher*, 1861, p. 275).

*Goître gélatineux avec métastase au niveau du
pariétal gauche.*

Femme âgée de cinquante-huit ans portant un goître de la grosseur d'un petit poing. A la suite d'un coup, dit la malade, dans l'espace d'un an, pendant lequel elle souffrit de violents maux de tête, apparut et se développa une tumeur de la dimension d'un poing d'adulte, au niveau de l'os pariétal gauche. Elle perfora la boîte crânienne.

Diagnostic : Sarcome.

Extirpation mais abandon des restes de la tumeur par suite de l'orientation difficile et d'une abondante hémorragie. Dix mois plus tard mort.

Autopsie. — L'autopsie montra que de nouvelles tumeurs s'étaient produites à proximité de l'ouverture du crâne.

L'examen histologique (professeur Langhaus) montra que la tumeur de la glande thyroïde et la tumeur cranienne étaient formées d'une texture absolument semblable à celle du goître gélatineux.

OBSERVATION VIII (résumée)

RIEDEL. — (Même traité).

Goître bénin avec métastase dans le maxillaire inférieur.

Chez une malade souffrant d'une tumeur goîtreuse extrêmément volumineuse, on fit la résection de la moitié de la mâchoire inférieure pour une tumeur métastatique occupant la partie centrale de cet os et développée en l'espace de quatre mois.

Il y a quatre ans de cela. Aucune récidive depuis.

OBSERVATION IX (résumée)

GUSSENBAUER. — (Même traité).

Goître bénin avec métastases osseuses de la colonne vertébrale.

Gussenbauer trouva, chez une femme atteinte, après de violentes douleurs généralisées, d'une paraplégie des deux jambes et d'une cyphoscoliose des dernières vertèbres thoraciques, une tumeur élastique, sans fluctuation, sur le côté droit des dixième et onzième vertèbres thoraciques.

Existence simultanée d'un goître volumineux mais bénin.

Extirpation de la tumeur, après perforation de l'os à l'aide de la curette. Après l'opération, l'hémiplégie persista et il se fit une récidive locale.

Diagnostic microscopique : Adénome typique de la glande thyroïde.

OBSERVATION X

Middeldorpf. — Thèse de Metzner (Marbourg, 1894).

Goitre bénin formant métastases osseuses.

Femme âgée de cinquante-six ans, porteur d'un petit goitre mobile, la mère et le mari sont morts de tuberculose pulmonaire; elle-même s'est toujours bien portée. Réglée à quinze ans. Cinq enfants dont un est mort de diphtérie après cinquante-deux jours de traitement.

Il y a un an et demi, la patiente se plaignit d'une douleur au pied gauche et commença à boiter; quelques semaines après elle remarqua du côté gauche de la cuisse une tuméfaction. Dans ces derniers temps, la douleur irradiée à la jambe devint plus forte. La tuméfaction sembla devenir fluctuante.

L'articulation de la hanche était saine et on ne découvrit rien à la colonne vertébrale.

A une légère pression du bassin et de l'épine iliaque antéro-supérieure, la malade accusait une douleur dans la région de la tuméfaction.

Rien de spécial au cœur et aux poumons.

Urines sans sucre ni albumine.

En tenant compte de l'hérédité de la malade et de l'état local on fit le diagnostic de processus tuberculeux au niveau de l'articulation sacro-iliaque.

On fit une ponction suivie d'une injection d'éther iodoformé à 10 p. 100.

Quelque temps après, la malade constata une tumeur douloureuse à la nuque qui devait exister depuis quelques semaines.

Cette tumeur était arrondie, de la grosseur d'une pomme et paraissait fluctuante mais non pulsatile. La peau qui la recouvrait était sans changement et non adhérente. On fit le diagnostic de processus tuberculeux au niveau du crâne et on décida une opération.

Après incision de la peau on tomba sur une tumeur très vasculaire et saignante dont on incisa un morceau pour en faire l'examen.

On dut renoncer à une opération radicale, la malade possédant une seconde tumeur au niveau du bassin.

La guérison de la plaie se fit bientôt sans réaction avec une cicatrice linéaire.

A l'examen du morceau de tumeur enlevé, on vit qu'on n'avait pas affaire à un sarcome, mais à une tumeur très vasculaire qui avait la structure d'un adénome et d'un adénome du corps thyroïde.

Il présentait des follicules caractéristiques avec un épithélium cubique et du suc colloïde.

On se porta sur la tumeur primitive et on remarqua au-dessous du muscle sterno-cléido-mastoïdien droit un nodule strumeux de la grosseur d'un œuf de pigeon qui était très mobile, indolore et ne gênait pas la déglutition.

La malade ne savait rien de cette tumeur et ne put dire quand elle avait commencée.

Elle resta encore un mois à l'hôpital, sans avoir rien perdu de ses forces.

Les deux tumeurs s'accroissaient et la tumeur de la nuque provoquait des douleurs de tête chez la malade. La peau qui recouvrait la dernière tumeur était intacte.

Le 12 septembre 1892, la malade rentra chez elle. On resta longtemps sans avoir de ses nouvelles. On l'a reçu de nouveau à l'hôpital le 2 avril 1893.

Il y a trois semaines, comme elle sortait de chez elle, elle se fracturait la cuisse droite et quatre jours après sa réception à l'hôpital, elle se fracturait la cuisse gauche.

Dans le transport à l'hôpital, la malade se fit une fracture au bras droit.

A sa réception, on trouva une fracture du col chirurgical de l'humérus droit et aux deux cuisses une fracture sous-cutanée dans le tiers moyen. Les fragments de ces deux dernières fractures possédaient une mobilité anormale.

Depuis l'entrée à l'hôpital, la tumeur de la nuque avait atteint la grosseur d'un poing d'adulte. La peau n'avait subi aucune modification.

Au-dessus de la tumeur, cicatrice linéaire adhérente.

La tumeur était pulsatile et à la base on sentait une sorte de bourrelet osseux irrégulier.

Pas de troubles de la sensibilité. Pas de paralysies.

Abdomen douloureux.

Rien au cœur ni aux poumons. Urines contiennent un peu d'albumine.

Aucun changement dans l'état de la tumeur thyroïdienne primitive.

État général devenu mauvais. Œdème de décubitus.

Le 14 mai, fracture du bras gauche au niveau du col chirurgical, au moment où on changeait la malade de lit.

La fracture du bras droit s'était consolidée le 17 mai. Celle du bras gauche le fut le 3 juillet.

Fracture de la cuisse traitée au moyen de l'extension.

État général de la malade de plus en plus grave.

Augmentation des douleurs et de l'œdème.

Mort le 3 septembre. La tumeur secondaire et la tumeur primitive n'avaient pas sensiblement augmenté.

Autopsie. — L'autopsie fit découvrir dans les poumons plusieurs nodosités de la grosseur d'un pois ou d'un grain de chènevis ; la tumeur de l'occiput avait atteint la grosseur d'un poing d'adulte, avait pénétré à travers l'os et par endroits même à travers la dure-mère. On trouva d'autres tumeurs dans les vertèbres lombaires, dans le sacrum, les os du bassin ainsi que dans les parties supérieures de l'humérus et du fémur.

Examen histologique. — Adénomes bénins ayant la structure de la tumeur primitive, c'est-à-dire de la glande thyroïde elle-même.

Follicules caractéristiques avec épithélium cubique et dans leur intérieur suc colloïde.

ORSERVATION XI (résumée)

JÆGER

Goître bénin formant métastases dans le sacrum, à la nuque,
dans la colonne vertébrale.

Une femme de soixante-neuf ans, qui depuis dix ans avait un
goître, prétend avoir remarqué, à la suite d'un coup, une
tumeur dans la région du sacrum et un peu plus tard une
autre à la nuque.

A son entrée à l'hôpital, on trouva un goître mobile de grosseur moyenne empiétant sur la trachée; de plus, on découvrit
une tumeur dans la région de la nuque intéressant les sixième
et septième vertèbres cervicales et la première vertèbre dorsale
et une deuxième tumeur vers les troisième et quatrième vertèbres lombaires. Cette dernière fut extirpée, malgré une abondante hémorragie.

Diagnostic microscopique :
Adénome de la glande thyroïde.

OBSERVATION XII (résumée).

GŒBEL. — *Revue de chirurgie*, vol. XLVII, p. 348.

Goître bénin avec métastases dans le fémur.

Une femme de cinquante-quatre ans, atteinte d'une tumeur
goîtreuse de grosseur moyenne, était tombée, il y avait deux
ans et demi et s'était brisé la cuisse entre le milieu et le tiers
inférieur. Guérison avec raccourcissement.

Trois mois plus tard, nouvelle fracture, cette fois sans consolidation. Dans la région voisine, on constate une tumeur.
Désarticulation du fémur.

Diagnostic histologique : métastase de goître bénin.

OBSERVATION XIII (résumée)

Muzio. — *Journal de l'Académie de médecine de Turin*, 1897.

Goitre bénin avec métastase dans l'os iliaque droit.

Chez une femme âgée de quarante-huit ans souffrant depuis dix ans d'un goitre de grosseur moyenne, s'était développée, à la suite d'un coup, une tumeur au niveau de l'os iliaque droit qui sans provoquer de douleurs atteignit en deux ans la grosseur d'une orange.

Extirpation.

Diagnostic microscopique : goitre colloïde.

A ces 13 observations, nous ajouterons un cas très curieux publié par Eiselsberg, qu'on ne saurait considérer d'une façon indiscutable comme un goitre bénin, mais qui est un exemple probant de l'analogie qui existe entre les propriétés physiologiques des métastases thyroïdiennes et de la glande thyroïde elle-même. C'est à ce titre surtout que nous la reproduisons en entier. Cette observation est rangée par Eiselsberg lui-même dans la classe de ce qu'il appelle les adéno-carcinomes, c'est-à-dire des tumeurs qui renferment à côté du tissu adénomateux, du tissu déjà carcinomateux.

OBSERVATION XIV

Von Eiselsberg (*Archiv für klin. Chirur.*, 1894).

Fonction physiologique d'une métastase maligne d'origine thyroïdienne, survenue dans le sternum.

Joséphine G... née en Saxe en 1848, dans un pays où il y a beaucoup de goitres. Elle rapporte que sa mère et sa sœur portaient un goitre. Étant à l'école, la malade apprenait très facilement et était la première de sa classe. Aussi loin que remontent ses souvenirs, elle dit qu'elle a toujours eu une tumeur au niveau du cou qui plus tard, lorsqu'elle a atteint sa dix-septième année, augmentait de volume avec la période menstruelle.

Au terme de sa deuxième grossesse en 1879, la tumeur goîtreuse augmenta encore et resta plus grosse après l'accouchement.

Depuis ce temps, le goître augmentant toujours de volume et provoquant une dyspnée caractéristique toutes les fois que la malade porte un fardeau ou monte les escaliers, celle-ci se décide à entrer dans la clinique du professeur Billroth en mars 1886.

Là on constate un goître développé chez une femme instruite et intelligente (circonférence du cou, 46 centimètres).

Les deux lobes du corps thyroïde étaient également augmentés ; à la palpation on sentit des nodosités dures, une dans le lobe droit plus volumineuse que dans le lobe gauche.

Le larynx était dévié à gauche. La trachée avait son calibre diminué dans les trois premiers anneaux.

Intonation de voix normale. Fréquence de la respiration, 17 par minute, lorsque la malade est en repos. Lorsqu'elle marche ou monte les escaliers, dyspnée pénible.

Rien aux poumons. Au cœur, bruit systolique.

Le 23 mars 1886 le professeur Billroth fit l'extirpation du lobe droit et de l'isthme du corps thyroïde en suivant la méthode ordinaire, puis comme la trachée était toujours comprimée, il enleva le lobe gauche, faisant ainsi une extirpation totale.

A l'examen de la tumeur goîtreuse extirpée, on constata une série de *noyaux adénomateux*, renfermant une certaine quantité de substance colloïde thyroïdienne.

Trois semaines après, la malade prenait une pneumonie catarrhale dont elle guérissait bientôt et sortait de l'hôpital.

A quelque temps de là, la malade était prise de crampes au niveau des extrémités supérieures qui révélaient complètement le type des accès tétaniques. En même temps survenait une tuméfaction du visage, diminution de la mémoire et de l'intelligence, en un mot des signes de cachexie thyréoprive.

En l'année 1887, la malade était de nouveau enceinte, tandis que les symptômes ne disparaissaient pas ; mais l'année d'après, en 1888, pendant une autre grossesse, se développait dans la poignée du sternum une tumeur solide. En même temps disparaissaient petit à petit, à mesure que se développait cette tumeur sternale, tous les signes de cachexie thyréoprive, tuméfaction de la face et accès tétaniques. Mais avec la tumeur apparaissaient des douleurs s'irradiant du sternum aux aisselles et aux bras.

Au mois de septembre 1892, on reçut de nouveau à la clinique cette femme qui désirait se faire opérer à cause des douleurs que provoquaient sa tumeur. Au niveau du cou, on constatait la ligne de cicatrisation provenant de l'opération antérieure, mais aucune récidive au niveau de cette cicatrice. La trachée était très mobile, non comprimée.

Respiration libre. Pouls un peu accéléré, bon appétit. Augmentation des douleurs irradiées du côté de l'aisselle et du bras. Augmentation également progressive de la tumeur de la poignée du sternum.

Opération de la deuxième tumeur. — Le 17 septembre 1892, opération. Par une incision ovalaire, on arrive sur la tumeur. Celle-ci fait corps avec l'os. On explore le voisinage, les deux clavicules qui sont intactes, dont l'articulation est libre, le médiastin libre dans sa portion moyenne, les deux plèvres également saines. On enlève la tumeur dans sa totalité. Aucune parcelle, pensons-nous, ne fut laissée.

Examen microscopique. — A l'examen microscopique de cette tumeur, on reconnut qu'on était en face d'un carcinome à cellules cylindriques qui avait pour origine l'os manubrium. La tumeur était de consistance ferme. Le protoplasma de ces cellules hautes cylindriques était hyalin avec de gros noyaux, ovales ou contournés, et dans quelques-uns de ces cordons cellulaires existaient des amas de substance colloïde.

A la suite de l'opération, la malade prit une bronchite dont elle guérit en deux ou trois jours. Mais le 26 septembre, c'est-à-dire neuf jours après l'opération, la malade était prise une seconde fois de crampes dans les deux bras et quelque temps après dans les jambes dont le type rappelait bien les accès de tétanie. En même temps, du côté de la face, bouffissure, tuméfaction, bref, signes de cachexie thyréoprive.

Les crampes se reproduisirent le 1er octobre, le 4 octobre. Pendant les mois suivants survinrent des périodes d'accès. En même temps, la mémoire et l'intelligence diminuaient, la malade devenait apathique. La bouffissure de la face augmentait. Pendant cette période, la malade avait plusieurs grossesses. A la suite d'un de ces accouchements survinrent des douleurs dans tout le côté gauche.

Le 14 mars 1894, voici quel était l'état de la malade, d'après la publication que fit le Dr Altenéder :

La malade, encore très apathique, n'avait plus de bouffissure de la face, plus de douleurs dans le visage, les cheveux ne sont pas tombés. Au cou, cicatrices linéaires des deux opérations précédentes, mais *aucune trace de récidive.*

Dans l'omoplate gauche, tumeur ferme mais compressible, de la grosseur d'une petite orange, faisant corps avec l'os et se prolongeant dans l'aisselle. Elle semble augmenter progressivement de volume.

Dans les muscles extenseurs de la cuisse, petite tumeur analogue, mais sans relation avec l'os.

La première tumeur s'est accrue, a immobilisé l'extrémité supérieure gauche et maintenant, les mouvements de l'épaule gauche sont abolis, au point que la malade ne se sert que de son bras droit.

Douleurs névralgiques dans le bras gauche, atrophie musculaire.

Le mieux qui s'était produit avec le développement de la métastase du sternum se maintient difficilement.

M. Honsell rapproche les cas cités dans ses observations de ce que l'on observe quelquefois dans certaines tumeurs histologiquement bénignes, telles que l'enchondrome, le myxome, le lipome, etc., qui donnent dans des cas rares, il est vrai, des métastases. Mais il cherche cependant à expliquer si le caractère bénin des métastases et des tumeurs primitives n'est pas uniquement une apparence.

Dans le cas de la clinique de Tubinge, dans lequel le goître et la tumeur de l'os frontal se sont produits au moment de la puberté, ne serait-il pas possible d'expliquer la formation de cette tumeur osseuse par migration des cellules de la glande thyroïde et développement consécutif d'une glande thyroïde accessoire ?

M. Honsell répond à cette question : « Ces formations, dit-il, ne se trouvent que dans des régions déterminées du corps, dans la partie antérieure et latérale du cou, dans la région supérieure du médiastin ; dans l'histoire de leur développement, il nous manque tout point de repère permettant d'affirmer que des fragments d'une glande thyroïde peuvent atteindre des régions éloignées du corps. Il ne reste donc qu'à considérer les tumeurs des os, des poumons, etc., présentant les caractères d'une glande thyroïde, comme des formations secondaires d'une tumeur goîtreuse. »

D'autre part, la bénignité des goîtres formant métastases a été souvent révoquée en doute. Ainsi Woelfler, dans son ouvrage sur le développement et la nature du goître a expliqué que lorsque les cellules glandulaires emportées par la métastase ont provoqué à différents endroits des tumeurs qui, non seulement grossissent, mais ont encore une action destructive sur les os, la tumeur primitive ne peut être considérée comme bénigne ni cliniquement ni anatomiquement, même si la malignité ne peut être établie par un examen microscopique. Se basant sur cela, il range le cas de

Cohnheim parmi les adénomes malins de la glande thyroïde ; il montre, en outre, que dans les carcinomes naissants de la glande thyroïde, des cellules glandulaires d'apparence normale sont formées et même que des portions de la tumeur réellement carcinomateuse ne s'aperçoivent qu'à un examen microscopique très minutieux.

Feurer, lui aussi, a désigné le cas dont il s'est occupé comme un adénome malin, admettant qu'il existe des goîtres formant des métastases dans lesquels nous ne pouvons pas encore établir d'une façon certaine le diagnostic.

D'autres, comme von Eiselsberg et Schmidt, partant de ce principe que dans la formation des métastases on trouve déjà la preuve de la malignité de la tumeur primitive, ont désigné sous le nom d'adéno-carcinomes les goîtres formant métastases à même quand un examen histologique méticuleux ne démontre l'existence d'aucun tissu carcinomateux ».

Chacun est libre, dit Honsell, de voir dans la formation ou non des tumeurs secondaires un indice suffisant de la malignité de la tumeur primitive, d'autant plus que dans l'étude des tumeurs les notions de bénignité et de malignité ne sont pas diamétralement opposées. Toutefois, l'expression adénome malin ou adéno-carcinome renferme bien l'idée que les tumeurs dont il s'agit se rapprochent plus ou moins du caractère glandulaire quant à la structure, mais se comportent, quant au reste, comme des carcinomes.

En opposition à cette assertion, Honsell avec Jæger et Riedel, insiste sur ce point que, au moins dans les 12 cas qu'il a cités, la formation des métastases constitue le seul indice typique des tumeurs goîtreuses, mais que les tumeurs primitives, au point de vue clinique et histologique, ne se distinguent en aucun point des autres goîtres bénins.

En se basant sur les seules données du microscope, il s'agit de simples goîtres dont la structure est surtout colloïde ou parenchymateuse. Ces tumeurs primitives se sont développées lentement, le plus souvent sans causer de douleurs sensibles en vingt années et plus, sont souvent à la fin restées stationnaires; on n'a jamais observé, d'ailleurs, les adhérences normales avec les tissus voisins qui caractérisent les tumeurs malignes.

Il y avait, il est vrai, à considérer ce fait que dans 2 cas (Cohnheim et Middeldorpf), des fragments de la tumeur primitive avaient pénétré dans le système vasculaire; mais Honsell pense que cette circonstance ne doit pas faire incliner en faveur de la malignité des goîtres, car il faut bien cependant, dit-il, qu'une telle invasion ait eu lieu en un point quelconque pour qu'une métastase ait été possible.

Avec Baumgarten, Honsell admet, qu'au point d'où elle est partie, où par conséquent s'est produite la pénétration de la tumeur dans le système vasculaire, a dû exister une puissance vitale extraordinaire pour des tumeurs bénignes, une faculté de prolifération augmentée des cellules de la tumeur. Il ajoute que contrairement à ce qui a lieu pour un carcinome, cette augmentation de prolifération semble rester localisée en un point ou au moins en des points isolés et pouvoir se perdre tôt ou tard, car s'il en était autrement, ces tumeurs goîtreuses avec le temps devraient se développper au milieu des tissus environnants et se mêler à eux, augmenter rapidement de volume, tandis qu'en réalité, même après la formation de métastases, leur volume reste stationnaire et elles jouissent d'une grande mobilité.

Cohnheim est arrivé, de son côté, à une conception différente. Il insiste moins sur la séparation de fragments de la tumeur primitive que sur ce fait que les parties détachées peuvent former de nouvelles tumeurs à l'intérieur de tissus hétérogènes. Comme des particules de tissu qu'il inocula à des animaux dans la veine jugulaire ne possédèrent pas la faculté de continuer à se développer, en restant dans le lieu où elles avaient été introduites, Cohnheim en conclut que l'organisme, placé dans des conditions particulières, anéantit ces particules formant embolie, et vice versa, que des tumeurs métastatiques ne peuvent exister que dans le cas d'une capacité de résistance insuffisante provenant d'une disposition particulière de l'organisme. Lors de l'explication d'un cas de kyste ovarien, ayant provoqué une métastase, cette théorie a été considérée par Baumgarten comme insuffisante parce qu'elle se base sur une faiblesse spécifique des tissus admise jusque-là, mais nullement établie histologiquement. Par contre, il a insisté sur l'augmentation du pouvoir de prolifération des cellules de tumeurs thyroïdiennes. La théorie de Cohnheim est considérée maintenant comme non avenue, en particulier pour les métastases thyroïdiennes depuis que von Eiselsberg et d'autres ont réussi à implanter et faire vivre des cellules de glande thyroïde sur un terrain hétérogène.

Bontsch a essayé de donner une explication plus complète du développement des tumeurs métastatiques. Il part de ce fait que dans les cas indiqués, la glande thyroïde elle-même était toujours malade et il voit dans la formation de la métastase un phénomène de régénération, « une espèce de défense personnelle du corps contre le danger de la perte de la glande malade ».

Il est incontestable que les métastases, de même que les tumeurs primitives peuvent, dans une certaine mesure, remplir les fonctions de la glande thyroïde. Mais cette façon de voir ne semble pas pouvoir s'appliquer à tous les cas, à celui en particulier d'Hoffmann (apparition d'un adéno-carcinome métastatique après énucléation d'une nodosité goitreuse), puisque du tissu vital est resté cette fois dans la glande thyroïde. Honsell pense que l'on serait dans l'erreur si l'on considérait dans tous les cas qu'il a cités, la métastase comme une précaution protectrice de l'organisme, puisque dans aucun cas on ne put acquérir la preuve que la glande thyroïde fût incapable de fonctionner.

En résumé, il semble ressortir de toute cette étude que non seulement des tumeurs malignes mais encore des goitres ayant conservé dans toute leur structure et leur allure clinique un caractère de bénignité peuvent provoquer l'apparition de métastases dans d'autres organes.

Les métastases de ces tumeurs à allure clinique bénigne ou dont l'histologie n'a révélé rien de suspect, ont un développement et un caractère souvent différents de celui des tumeurs primitives qui leur ont donné naissance. M. Jaboulay a opéré une tumeur métastatique maligne siégeant au niveau de l'orbite chez une femme dont la glande thyroïde simplement hypertrophiée, ne possédait aucun signe physique ou fonctionnel de malignité. Cette glande, depuis l'extirpation de la tumeur secondaire n'a pas varié. M. Jaboulay a publié l'observation dans le *Lyon médical* et nous la reproduisons dans notre thèse, comme un type remarquable de tumeur thyroïdienne cliniquement bénigne donnant une métastase maligne. Comme le dit M. le professeur Jaboulay à la fin de son observation, il semble qu'il puisse y avoir une discordance entre la tumeur primitive et la tumeur secondaire, cette dernière pouvant évoluer pour son propre compte et indépendamment de la tumeur qui lui a donné naissance. Les tumeurs secondaires sont d'ailleurs souvent plus malignes que les primitives. Il en donne comme exemple les tumeurs des ganglions du cou consécutives à l'épithélioma de la lèvre inférieure et le cas d'un malade de son service, qui a fait une tuberculose ostéo-articulaire bénigne du poignet gauche, terminée par simple induration et qui, dans la convalescence de cette localisation tuberculeuse, a fait une adénopathie secondaire sous-épithrochléenne qui, elle, a suppuré et laissé une cicatrice.

Les autres observations que nous publions montrent toutes également que le volume des tumeurs secondaires était plus considérable que celui des tumeurs primitives qui n'avaient grossi que d'une façon à peine perceptible.

Localisations de ces métastases. — Les localisations de ces métastases se font le plus souvent dans les os, os courts e plats, notamment crâne, mâchoire inférieure, colonne vertébrale, os du bassin, os longs.

Les métastases du crâne viennent du diploé, envahissent les tables externe et interne et provoquent ainsi une altération du crâne de plus en plus grande. Elles perforent la boîte cranienne et quelquefois la dure-mère. Cependant une destruction étendue du cerveau et des méninges n'a jamais été constatée et les phénomènes cliniques qui ont suivi se sont bornés exclusivement à des maux de tête, une sensation de congestion de la tête, mais ne sont jamais devenus des symptômes cérébraux spécifiques.

Dans la colonne vertébrale, les métastases se forment de préférence dans la région lombaire. Elles semblent partir de la partie spongieuse des vertèbres, passent ensuite aux arcs, atteignent le périoste, les muscles, les racines nerveuses, à l'intérieur la dure-mère et le canal de la moelle. Elles finissent par détruire complètement les vertèbres, conduisent à la cyphoscoliose (cas de Gussenbauer, Middeldorpf et Metzner). Dans deux cas (Cohnheim et Middeldorpf), les tumeurs ne se font pas remarquer cliniquement, malgré l'extension prise par les tumeurs.

Chez la malade de Jæger s'est produite une raideur de la colonne vertébrale et des douleurs rayonnantes ; dans le cas de Gussenbauer, les douleurs du début consistèrent également en douleurs rayonnantes, puis apparurent un ensemble de symptômes comme dans la cyphoscoliose, tuméfaction dans la région des parties atteintes et paralysie des deux jambes.

Dans les os des extrémités, les métastases occupent surtout le canal de la moelle de l'os ; ici également, malgré l'importance des masses osseuses, elles provoquent une boursouflure puis la destruction de la périphérie de l'os et amènent naturellement des fractures spontanées telles que celles des quatre extrémités chez Middeldorpf, et celle du fémur chez Goebel ; dans le dernier cas, on ne put guérir la fracture ; dans le premier cas, une consolidation est relativement vite intervenue, malgré l'importance des tumeurs osseuses.

Ces phénomènes correspondent, au total, parfaitement à ceux des autres tumeurs des os. « Il est difficile, dit Honsell, sans pratiquer une excision de trouver cliniquement une différence certaine avec ces dernières, en particulier avec les sarcomes myélogènes, si l'on ne possède pas des données exactes sur le développement de la tumeur. »

Des confusions sont possibles et se produisent même avec les processus à inflammation chronique (tuberculose) ; il faudra songer de plus en plus à des métastases goîtreuses, comme le déclare Eiselsberg, quand les tumeurs des os existeront en même temps qu'une tumeur du corps thyroïde.

Les métastases dans le poumon n'ont jamais atteint une grosseur bien grande, comparativement à celles que nous venons de mentionner et, par suite, n'ont donné naissance cliniquement à aucun phénomène. Il s'agit de nodosités molles, de coloration gris blanchâtre ou rougeâtre dont la grosseur varie entre celle d'une tête d'épingle ou d'un pois. Dans le cas de Cohnheim, elles étaient complètement séparées des tissus voisins ; dans le cas de Metzner, au contraire, une des nodosités avait pénétré dans la paroi d'une bronche, l'avaient perforée de telle sorte que les parties de la tumeur faisaient irruption dans la lumière de cette bronche.

En outre, chose remarquable, la plupart des petites nodosités portaient dans le voisinage du bord un anneau de tissu conjonctif plusieurs fois percé et avaient au centre la coupe d'une artère.

Il est difficile de dire si la différence de grosseur entre ces métastases et celles des os repose sur ce fait qu'elles sont plus récentes ou qu'elles proviennent peut-être de formations secondaires de tumeurs osseuses, ou que les conditions de développement sont moins favorables dans le poumon.

Autant qu'il est permis de tirer des conclusions du faible nombre de cas examinés, on peut établir dans chaque cas le pronostic suivant. S'il arrive que pendant des années, la métastase ne s'accroît pas de façon appréciable (cas de clinique de Tubinge), on ne peut guère s'attendre à un état stationnaire définitif ou à un recul spontané, les observations citées en font foi ; tôt ou tard les tumeurs pourront croître progressivement, provoquer les troubles les plus graves, menacer directement la vie. Il faut ajouter à cela que les métastases semblent avoir pour conséquence une sorte de cachexie générale.

Honsell, auquel nous avons emprunté tout ce chapitre sur les métastases, se demande quelle thérapeutique employer dans les divers cas. Il rapporte qu'à la clinique de Brun et Jæger, on a essayé de réduire la tumeur ou au moins d'arrêter son développement, en administrant au malade des tablettes thyroïdiennes. « On ne peut porter, dit-il, aucun jugement encore sur le résultat de ce traitement ; toutefois, après les résultats obtenus sur les tumeurs primitives par l'usage de ces tablettes, on peut s'attendre à ce que les métastases de même constitution se laissent influencer de la même façon. »

L'extirpation des métastases peut se faire avec succès, quand il s'agit d'une localisation unique et même dans ce cas, on peut se demander si la difficulté d'appliquer le remède, le danger auquel on expose le patient sont en rapport avec le bien espéré.

En effet, même dans les cas faciles, les extirpations présentent une extrême gravité à cause du manque de délimitation de la tumeur. Honsell cite le cas de Kraske qui, sur un malade atteint d'une métastase du crâne de la grosseur d'une noisette, dut pratiquer l'ablation en deux fois à cause d'une hémorragie très abondante; chez Feurer, Honsell dit que l'opération fut rendue au plus haut point difficile à cause de l'hémorragie et de l'incertitude de la topographie : « car on ne pouvait absolument plus s'orienter et savoir si le doigt opérant se mouvait dans la tumeur ou dans le grand hémisphère cérébral envahi par la tumeur » ; en fin de compte, on fut forcé de renoncer à une extirpation complète des tissus malades.

Dans les cas de von Eiselsberg et Gussenbauer, il s'est produit une forte hémorragie, arrêtée par un tampon ; dans l'opération faite par Jæger, on dut se borner, toujours à cause de l'hémorragie, à gratter les masses avec la curette et le doigt. A cause de ces difficultés techniques, les chances d'un succès de longue durée sont sensiblement diminuées.

« Depuis trois ans qu'a été faite l'opération de Kraske, dit Honsell, le malade n'a constaté aucune réapparition du mal : on ne connait rien du sort des malades de Jæger et de Muzio ; dans les autres cas, une réapparition localisée s'est produite. »

Honsell pense que les résultats des opérations deviendront meilleurs, lorsque non seulement la tumeur elle-même, mais encore l'os malade ou toute l'extrémité sera enlevée, comme chez Riedel, par résection de la mâchoire inférieure ; chez Goebel, par désarticulation de la partie supérieure du fémur ; mais même dans ces cas, on ne peut jamais savoir si la métastase diagnostiquée cliniquement comme solitaire est réellement la seule existante.

En somme, il semble tout d'abord indiqué de rechercher une amélioration par l'emploi des tablettes thyroïdiennes ; si le succès espéré n'est pas atteint, une opération sera à sa place, seulement dans le cas où la tumeur pourra être extirpée en entier. Aux extrémités, où des dangers de mort ne peuvent être causés par le développement de la tumeur, Honsell pense qu'il sera bon d'attendre pour pratiquer une opération que le malade ne puisse plus se servir du tout de son membre.

Von Eiselsberg a recommandé d'extirper la tumeur primitive pour prévenir la formation de nouvelles métastases. Il ne peut être question ici que des cas où seulement une moitié de lâ glande thyroïde est atteinte, car d'après les indications de Middeldorpf et Metzner, seule une demi-extirpation serait d'un réel secours, à cause du rôle actif des deux lobes de la glande. Cette extirpation ne pourrait également être utile que si l'on se trouvait en présence d'une métastase unique et opérable.

CONCLUSIONS

1° Dans certains cas de tumeurs bénignes thyroïdiennes,
il peut se faire des métastases qui affectent un caractère de
malignité indiscutable.

L'observation que nous avons recueillie dans le service
du professeur Jaboulay en est une preuve, ainsi que les douze
cas que nous avons pu retrouver dans la littérature médi-
cale.

2° Ces métastases paraissent se faire surtout dans le tissu
osseux (os du crâne, colonne vertébrale). Cliniquement, elles
se comportent comme des tumeurs très malignes.

L'anatomie pathologique montre une transformation maligne très nette du tissu thyroïdien.

3° Ces tumeurs secondaires évoluent pour leur propre
compte, indépendamment de la tumeur primitive qui leur a
donné naissance et on pourrait les comparer aux tumeurs

malignes des ganglions du cou, secondaires à une ulcération néoplasique de la portion supérieure du tube digestif ; les premières continuent leur évolution très maligne, alors que la seconde a disparu ou est en voie de cicatrisation.

BIBLIOGRAPHIE

BARD. -- Cancer latent du corps thyroïde, thèses d'Orcel, de Bertrand et de Grulé.

CARREL-BILLARD. -- Thèse de Lyon, 1900. Le goitre cancéreux.

COHNHEIM. -- *Arch. f. path. Anat. und Phys.*, t. LXVIII. Goitre gélatineux avec métastases.

CORNIL ET RANVIER. -- Traité d'histologie pathologique, 1901.

MARTIN DURR. -- *Bulletin de la Société anatomique*, 1894. Epithélioma du corps thyroïde : métastases.

EWALD. -- De l'iode dans un adéno-carcinome de la glande thyroïde et ses métastases.

VON EISELSBERG. -- *Annales de la Société allemande de Chirurgie*.

FEURER. -- *Festschrift f. Kocher*, 1891, p. 275.

GOEBEL. -- *Revue de Chirurgie*, vol. XLVII, p. 318.

GUSSENBAUER. -- *Annales de la Société allemande de Chirurgie*.

HONSELL. -- *Beitraege z. klin. Chirurg.*, XXIV, 1.

    -- *Semaine médicale*, 1899. Goitres bénins formant des métastases.

JABOULAY. -- Goitre malin et exothyropexie. Ablation de la poignée du sternum, *Lyon Médical*, 1896.

    -- *Lyon Médical*, 1903.

JAEGER. -- Ueber strumametastasen, thèse de Zurich, 1897.

KRASKE. -- *Annales de la Société allemande de Chirurgie*.

METZNER. -- Thèse de Marbourg, 1894.

MUZIO. -- *Journal de l'Académie de médecine* de Turin, 1897.

PIC. -- Note sur un cas de cancer du corps thyroïde avec cancer secondaire des muscles soléaires et jumeaux, *Lyon Médical*, 1er juillet 1898.

RIEDEL. -- *Annales de la Société allemande de Chirurgie*.

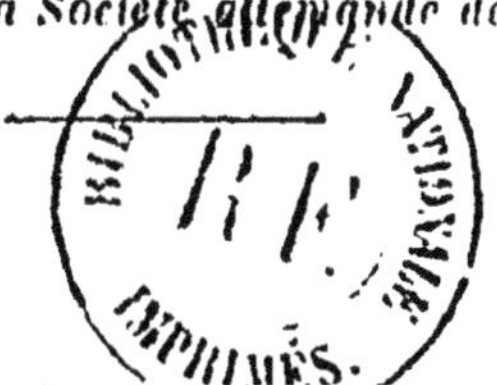

LYON

IMPRIMERIE A. STORCK ET Cie

Rue de la Méditerranée, 8

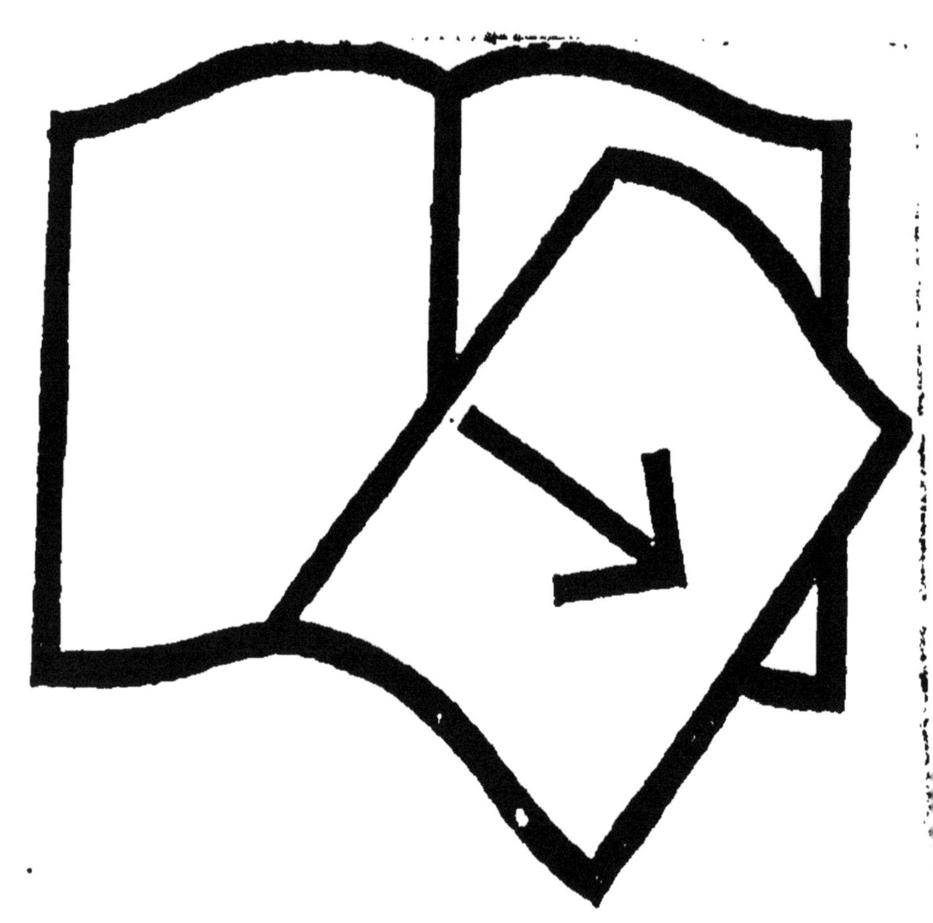

Documents manquants (pages, cahiers...)
NF Z 43-120-13